中华中医昆仑

陈慎吾学术评传

张镜源◎主编

中国盲文出版社

图书在版编目（CIP）数据

陈慎吾学术评传（大字版）/ 张镜源主编. —北京：中国盲文出版社，2015.11
（中华中医昆仑）
ISBN 978-7-5002-6583-2

Ⅰ. ①陈… Ⅱ. ①张… Ⅲ. ①陈慎吾（1989～1972）—评传 Ⅳ. ①K826.2

中国版本图书馆 CIP 数据核字（2015）第 282615 号

陈慎吾学术评传

主　　编：张镜源
责任编辑：张冬芝
出版发行：中国盲文出版社
社　　址：北京市西城区太平街甲 6 号
邮政编码：100050
印　　刷：北京华联印刷有限公司
经　　销：新华书店
开　　本：700×1000　1/16
字　　数：42 千字
印　　张：6.5
版　　次：2015 年 12 月第 1 版　2015 年 12 月第 1 次印刷
书　　号：ISBN 978-7-5002-6583-2/K·344
定　　价：12.00 元
销售服务热线：（010）83190297　83190289　83190292

丛书编委会

前言

中医药是中华民族的伟大创造，是世界医学宝库中的夺目瑰宝，数千年来为中华民族的繁衍昌盛作出了巨大的不可磨灭的贡献，至今仍是中国医药卫生事业不可分割的重要组成部分，在维护民族体魄康健、促进经济社会发展中发挥着不可替代的作用。

中医药学，是中华传统文化和科技文明的结晶，是勤劳聪慧的中华儿女在几千年生产生活实践中，在与疾病作斗争的过程中，创造的独具特色的医学科学体系。它有着浓郁的民族特色、深厚的文化底蕴和丰富的哲学内涵。经过一代又一代中医药传人、一辈又一辈名医大家的实践探索、薪火传承、总结完善、创新发展，逐步形成了系统的理论体系、独特的诊疗方法、丰富的医学内容、实用的制药技术。具有疗效确切、用药安全、应诊灵活、普适简廉和预防保健作用显著的巨大优势，在世界医学之林独树一帜，为人类的文明进步与医疗保健事业，已经并正在作出积极的贡献。

为了弘扬中华民族传统文化，彰显中医药学家的丰功伟绩，当代中医药发展研究中心与中国文学艺术界联合会、国家中医药管理局新闻办公室、中华中医药学会、中国中医科学院、北京中医药大学、世界中医药学会联合会等精诚合作，在国家中医药管理局的支持和指导下，为中华近现代百年来贡献卓著、深受敬仰的150位中医药学家，编撰出版了这部大型传记丛书。从书采用评传体裁，记载他们的生平事迹、医术专长、学术思想、传承教育、医风医德、养生之道和突出贡献，使这些宝贵的医学成就和精神财富发扬光大，千古流芳。

从书取名《中华中医昆仑》。昆仑山，被尊为“万山之祖”，柱西北而瞰东南，立中国而凭世界，凌驾乾坤，巍然屹立。以其高峻豪迈、绵延起伏的磅礴气势，寓意中华中医药学历史悠久、博大精深和永不衰竭；以其挺拔雄伟、高耸入云的恢弘气魄，彪炳一代中医药学家的丰功伟绩、杰出贡献和不朽勋业。

从书入选传主，从全国范围推荐遴选，遍及中医药界各个领域。有临床家、理论家、药学家、教育家、医史文献学家；有名师亲授、世医家教、学派传人、院校毕业和自学成才者；有师徒并驾、父子齐名和伉俪联袂者。他们学术造诣深厚、诊疗技术精湛、临床经验丰富、学科地位崇高、科研成果丰硕、医风医德高尚、国内外影响较大，从医学理论到临床实践，为中医药事业的传承和发展作出了突出贡献，是近现代百年来中华中医药界的杰出代表。

丛书的出版，对于弘扬中华文化，振兴中医药事业，造就中医药人才，普及中医药知识，具有重要的现实意义和深远的历史意义。这是一项开创性工作，填补了我国为著名中医药学家大规模撰写传记的空白；也是一项抢救性工作，因入选传主已仙逝过半，许多亲历、亲见、亲闻的史料日见散逸，将之收集整理、编撰成书，功垂后世、利国利民；更是一项承前启后的工作，总结传主经验，传承中医药伟业，继往开来，光耀世界医学之林。这部医文结合，富蕴历史性、学术性、文学性和实用性的鸿篇巨制，对医疗、卫生、科研、教育及全球关注中华中医药文化的各界人士，都有重要的参考和阅读价值。

丛书的编撰出版，是一项巨大的中医药文

化建设工程，在策划、撰写、编辑、出版过程中，自始至终得到了国家有关领导、政府部门及社会各界人士的关心和支持。国家中医药管理局高度重视，并组织专家对全书进行终审；数百名专家、学者亲临指导，参与规划；有关省、市、自治区卫生厅、局、中医局（处）给予大力帮助；传主及其亲属、弟子热情支持、密切配合；撰稿人深情满怀、辛勤笔耕；编审专家尽心竭力、精工细琢；关爱中医药事业的企业家热心公益、慷慨资助；全体工作人员不辞辛劳、无私奉献，这一切使从书得以顺利出版。对此，我们深表谢意。

由于时间紧迫和资料搜集困难，加之水平有限，难免有疏误之处，敬请广大读者批评指正。

中华中医药学，历史悠久，源远流长，发端于远古，奔向于未来。百年对于历史，不过是短暂的瞬间；百人对于万众，不过是沧海一粟。然本丛书所记载的百年百人，则无疑是波澜壮阔的中医药发展史上辉煌的篇章和光芒闪烁的璀璨星辰。

张镜源

目录

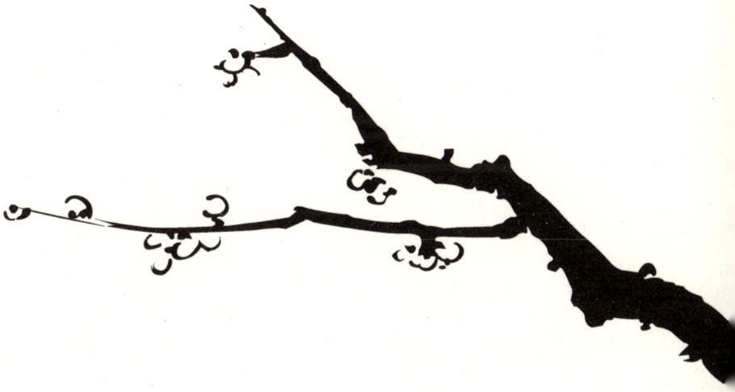

洞察阴阳方能治病，明辨真假可以为医。

——陈慎吾

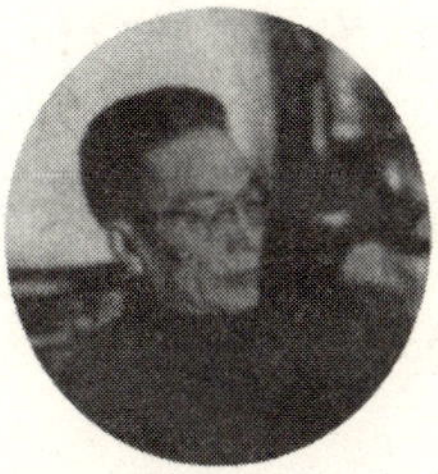

陈慎吾（1898—1972），名祖望，号慎吾，福建省闽侯县人。著名中医教育家、临床家和伤寒学家，中国农工民主党党员。

幼承庭训，学习国学，青年时代考入北京大学攻读经济学，后因庸医误治，多位亲人去世，愤然弃学从医，居家自学中医典籍。1930年师从河南儒医朱壶山，深研仲景学说并实习临床。1936年与名医胡希恕一起组建“国医著者联合诊所”，边行医，边授徒。1938年经朱壶山推荐，受萧龙友、孔伯华邀请入北平国医学院讲授《伤寒论》。1940年因日伪政府多方阻挠，北平国医学院被迫停办，遂回家行医授徒。1948 年创办北平中医研究所，自任主任。1949 年后该所更名为北京中医研究所。1950 年参加卫生部中央卫生研究院中医研究所工作。1952 年入华北中医实验所，重点研究肝病预防及治疗。1955 年中医研究院（现中国中医科学院）成立，华北中医实验所并入该研究院内科研究所。

1956 年，经北京市人民政府批准、公共卫生局备案，北京中医研究所更名为私立汇通中医讲习所，陈慎吾任所长。该讲习所是当时北京市唯一一所经政府批准的私立中医学校。同年，调入刚成立的北京中医学院（现北京中医药大学），任首任伤寒教研室主任，同时继续任讲习所所长之职。1958 年，将汇通中医讲习所移交北京中医进修学校。该讲习所共培养学生 1000 余名，遍布全国各地。

自 1936 年授徒讲学至 1972 年辞世，从事中医教育工作 36 年。著述颇丰，现留存著作有

《伤寒论讲义》、《金匮要略讲义》、《经方证治分类表》、《经方方剂分类表》等。几十年研究仲景学说，广纳前贤知识，汇通中西，结合临床，阐发《伤寒论》经文独树一帜。长于医理、药理，对肝胆和脾胃病治疗尤为专长。

1960～1966年，任全国政协第三、四届委员，为我国中医事业发展建言献策。

家学渊源　学医曲径

1898年，陈慎吾出生在福建省闽侯县一家书香门第，名祖望，字慎吾。

闽侯地处闽江下游东侧，直属省会福州管辖，誉称为“八闽之首县”。自南宋朱熹弃官于福建武夷山等地设馆讲学以后，福建儒生大多崇尚“朱学”并奉之为正宗儒学，延至清末。闽侯读书风气很浓。

晚清时期，闽侯陈姓同族出了两位鸿儒，一位是陈宝璐，晚清进士，入翰林院任职3年，散馆后回闽侯设“鳌峰书院”，自任院长兼教授（教席）终身。另一位是陈宝琛，陈祖望的伯父，与朱益藩同为爱新觉罗·溥仪的宫廷师傅。

父亲在陈祖望幼年时远离故乡，任河南水

师学堂教官，家中事情由母亲做主。

陈祖望幼承庭训，入私塾启蒙。大约在1912年，陈宝琛奉请任已退位末代皇帝溥仪的师傅，14岁的陈祖望遵父命随陈宝琛迁京，由伯父定下读书内容，自学经史，辅以诗文，再练习写作。

此时清朝已被推翻，陈宝琛忙于宫廷善后事务，无暇顾及祖望的学业，便与其妹——北京同仁堂族长乐铎夫人商议，将两家孩子集中在家设立塾馆。陈宝琛决定聘请颇有名气的门头沟闫姓儒生当塾馆教师。两家孩子当中，祖望聪明儒雅，勤学不倦，尊敬师长，学习成绩一直十分优秀，经常受到老师和长辈的赞扬，认定他将来必有出息。

辛亥革命后，北京相继成立新式学校。父亲决定让祖望进一所普通中学，接受新式教育。对于新式课程如文史地之类，他学得很轻松，但数理化等课程却很陌生，幸好他天资聪颖，且对新知识有浓厚兴趣，加之刻苦努力，因而很顺利地完成了中学学业。

1916年夏，18岁的陈祖望考取北京大学经济系。他选择经济系，是因为这个系的主任马寅初教授是他仰慕已久的著名学者。青年陈祖望在北京大学受到新文化运动思潮影响，怀着“科学救国”、“工业救国”等爱国、富国、强国的愿景，期望用知识为国家服务，迅速改变中国的落后面貌。

就在他努力求学时，有几位亲戚都因为生病被庸医误治而相继离世。一件件悲愤痛心的事，沉重地击碎了他那“经济救国”的幻梦。悲痛之后，他沉思许久，徘徊在人生前途选择的十字路口，最终立志学医，济世活人。虽有亲朋好友多次劝阻，他还是于大学三年时，毅然以肄业学历离开北京大学，回到家中研读中医经典，拜师学医。

自古以来，医托于儒，儒生若科举无果或

痛惜黎民百姓沉疴，便弃举专治岐黄之术，或著医书，以经世之才、仁义道德之心为百姓治病。良医之术，已近于道。

陈祖望居家研读《黄帝内经》、《伤寒论》、《金匮要略》、《温病条辨》这四部必读之经典，但下工夫最多的是前两部，尤其是《伤寒论》。他后来对学生讲起学习《伤寒论》的时候说："初学阶段必须通读、精读、熟读，以至背诵记忆，将全书精神基本掌握；下过这样一番工夫后，再用归纳、分析、比较的方法，进一步掌握要领。如学习桂枝汤，依'太阳篇'原文一、二、十二、十三、十五、十六、二十五、四十二、四十五、五十三、五十四、九十五等条顺序归纳，不难认识到桂枝汤的应用：调和营卫，解肌，就能调和气血；理脾，可以治疗内科和妇科杂病。这样才可以清楚地看出条文的连贯性。"

他读前贤名家对《伤寒论》的注释，最推

崇金代成无己的《注解伤寒论》。他认为成无己对《伤寒论》原著始终怀着敬畏态度，以经释论，以论证经，释经不离道，明理不失规。成无己的注释风格，后来影响着他早期讲授《伤寒论》的教学风格，即“以《黄帝内经》释《伤寒论》”。

陈祖望以他扎实丰厚的国学基础，读完中医四部经典及诸家著作并非难事，但要悟出经典中的要旨，掌握药物的药理、药性，且能融会贯通，理、法、方、药齐备，并不是易事。他潜心研读本草诸著，辨识药物，掌握药征，熟记药性，结合《伤寒论》的方药，把医理与药理一起研究，才得《伤寒论》真谛。他说：《伤寒论》中的方药，验之临床，无不有效。仲师治方调剂，规律严谨，一药之差，或分量之变，则方名不同，治疗也因之而异。用药如用兵，如交友，知其性而善其用，方能得心应手，运用自如。

陈祖望读过唐宗海的《中西汇通医书五种》，赞赏他的中西汇通思想，认为这是一条可探索的中医改革之路。

在家研读中医典籍长达十年之久，在这期间，他结婚生子，整理心得。

清末名医赵晴初云："读书而不临证，不可以为医；临证而不读书，亦不可以为医。"

1930年，陈祖望投拜河南儒医朱壶山为师，深造医理，学习临床，探讨中西汇通思想。朱壶山是晚清"中西汇通派"早期代表人物唐宗海的入室弟子，深得恩师的真传，尤其精于《黄帝内经》和《伤寒论》，在医界以鉴证明察、经验老到、医理渊博、方剂精当而闻名。

陈祖望谦虚谨慎、温文尔雅的仪态深受朱壶山喜欢。他随朱壶山出诊，恭敬地侍候身旁，聆听朱师辨证论病，记录方剂。晚间，朱师为他讲解当天的病案及处方要则。月余后，朱师让他为病人四诊，辨证论病，写下处方，随后朱师对处方讲解得失，或肯定或改正。闲暇时，师徒两人清茶一壶，畅谈医理、医道、医术及汇通思想，兴致浓烈之时，两人开怀大笑起来，颇有相见恨晚之感。久而久之，朱壶山对陈祖望刮目相看，执朋友之礼相待，把自己的医案倾囊相授。陈祖望后来说，随朱师学习是他踏上行医之路的起步。

1932 年，朱壶山受聘任教于施今墨创办的华北国医学院，主授《伤寒论》。6 年之后，即 1938 年，陈祖望以陈慎吾之名受聘于孔伯华创办的北平国医学院，讲授《伤寒论》。这对师生怀着对仲师的景仰之心，站在不同学校的讲坛上宣讲《伤寒论》，传道授业，培养人才。

躬身岐黄　汇通中西

随师朱壶山实习临证结束后，陈祖望在姑父乐铎支持下躬身岐黄，悬壶行医。他毅然以号为名，称“陈慎吾”。“慎吾”二字蕴含哲理，“慎”去掉偏旁“心”，即为“真”，再把偏旁“心”加到“吾”的左边即为“悟”，合之即为“真悟”。

明代吕坤说：“悟者，吾心也。能见吾心，便是真悟。”清代顾仪卿说：“凡读古人书，应先胸中有识见，引申触类，融会贯通，当悟于书之外，勿泥于书之中，方为善读人。”以号为名是件平常事，却可见陈慎吾行医之时已立下做良医、以仁术济世的志向。

1936 年，陈慎吾与名医胡希恕合作成立国医著者联合诊所于北平西城灵境胡同，一边应诊一边著述，同时授徒。他主授《伤寒论》。这是他首次开讲《伤寒论》，循规蹈矩的讲课方法，尚不够从容，他自己也不甚满意。首讲《伤寒论》的缺憾，让他体悟到韩愈所说“授之书而习其句读者，非吾所谓传其道，解其惑者”的真正含意。两年后，陈慎吾讲的《伤寒论》已不再囿于《内经》，可以旁征博引古今诸家学说，甚至广引日本汉方医家观点来释《伤寒论》，讲授中不时引用现代医学术语。这种既不离经又中西汇通的授课方式，以及他温文尔雅、快慢有度的文人气质，博得了学生们的喜爱和赞扬。陈慎吾的名字在京城传扬开来，登门求学的学生也越来越多。

萧龙友、孔伯华合作创办的北平国医学院从1930～1938年已办了8年。创办之初遴聘的一批名宿名医，如周福堂、韩纪元、李卓如、任广毅、宗馨吾、曹养舟、殷佩之、韩一斋等，大多因年事已高或其他原因纷纷离职，急需物色几位有真才实学且名气高的中年医师填补空职。自从1929年“三一七”事件后，国内中医界革新的呼声日益高涨，亲历这件事的孔伯华院长也把富有改革精神列为新聘教授的条件。为此，经朱壶山推荐，孔伯华看中了年富力强、学识渊博、声名鹊起且汇通中西的陈慎吾，亲自邀请他来校主讲《伤寒论》。新聘的教授中宗馨吾为留任续职，主讲《金匮要略》，陈慎吾主讲《伤寒论》，周介人主讲《内经》，安干青主讲《难经》，赵树屏主讲《医史》，张菊人主讲《温病学》，孟庆三主讲《药物学》，焦会元主讲施救针灸，孔伯华之弟孔仲华主讲《古典文学》和中医常用术语等。

陈慎吾来到北平国医学院，起初有些忐忑不安，此前先后主讲《伤寒论》、《难经》的周福堂、韩纪元、李卓元、任广毅均是中医界公认名宿，若沿着“以古释古”、“以经析经”之路讲授《伤寒论》，极难与他们比肩。陈慎吾一边以各家学说释《伤寒论》，一边开始攻读现代医学基础课《人体解剖学》及日本汉方医学，努力寻求一条研究《伤寒论》的新路。

从陈慎吾亲自绘制的《人体解剖图说》（1938 年 8 月）留存的底稿来看，其内容有两大部分，即图和文字。插图共 25 幅，手绘彩色图，比例合理，既包括血液循环器、消化器、呼吸器、排泄器、男生殖器、女生殖器、人体骨骼、躯干静脉和动脉等大系统图，又包括心、肝、胆、脾、肺、肾、胃、肠（大肠、小肠）、口、咽、食管、膀胱、睾丸、子宫等器官分图。

文字部分约万余字，内容有三类：①各脏器结构、功能的文字说明；②不能以图示意的人体部分，如腺、脉等改用文字描述其功能；③身体组织之成分及食物中的营养素，列表说明或文字叙述。

《人体解剖图说》是 20 世纪 30 年代末，陈慎吾为教学的需要，学习现代医学所记录的笔记。那个年代，一位中医理论家自学人体解剖知识，并写绘下大量图文笔记，实属难能可贵。

以消化器为例，陈慎吾所作文字笔记如下文。

消化器简图：口腔、咽头、呼吸器、食管、胃、肝、胆囊、十二指肠、膵（胰）、空肠、横结肠、回肠、降结肠、升结肠、盲肠、直肠、阑尾。

文字说明：①肠：肠乃食物将废料离体之路，同时亦为滋养人体之部，故肠属于滋养器亦属于排泄器。肠壁分为四层：黏液层、黏膜下层、肌层、浆液层。功用为消化食物及新陈代谢。肠分大肠和小肠。大肠包括阑尾、升降横三结肠和直肠，长约五英尺，宽二英寸半。小肠包括十二指肠、空肠、回肠，长二十英尺，宽二英寸。②胃：位置居于腹上部、膈之下，形如弯瓶，长约十至十一英寸，最大端向腹之左，宽约六至八英寸，平均容量涨时可盛五磅……胃的功用，可以贮盛及消化食物。胃壁有四层：黏液层（分泌胃液）、黏膜下层、肌层、浆液层。③消化液腺：口为涎，胃为胃液，肠为肠液，胰为胰腺液及副液（即胆汁）。涎腺通于口，胃液腺通于胃，肠腺通于肠，胰腺通于小肠，肝腺通于小肠。舌齿与腺为消化管之附件。

上述文字只是消化器部分内容，已可知陈慎吾学习之认真，笔记之精细，治学之严谨，因此，《人体解剖图说》是一本极有文献价值的宝贵历史资料。

自从仲景《伤寒论》传入日本、朝鲜后，日本对仲景学说的研究绵延千余年而不辍，出现过吉益东洞的《方证相对说》、丹波元简的《伤寒论述义》、汤本求真的《临床应用汉方医学》、矢数道明的《汉方辨证治疗学》、松元一男的《日本汉方腹诊丛书》等名著。汉方医深受日本人民信赖，从德川时代起，汉方医得到较快的发展。

陈慎吾认为，日本汉方医学虽源于仲景学说，但日本社会民主气氛出现较早，汉方医学为了自身生存，不断革新，对仲景学说常有新的阐述，对经方常有新的验证，应借鉴学习。

在《伤寒论讲义》中可窥见陈慎吾虚心借鉴日本汉医名家观点的良苦用心。

讲义“凡例”中设“征引”条件。陈慎吾说：“古今注家其说有据，其理可凭，以之印证经旨而与近代基础医学之理不相抵触者，辄征引之，并注明出处（书名或人名）。”他列出“征引”三条件：其说有据，其理可凭，不与近代基础医学之理相抵触。这第三条原则是其他注家不曾注意到的，即便关注了也可能因自己知识欠缺，不敢将其列为“征引”条件。由此可见陈慎吾所著《伤寒论讲义》之特色。

《伤寒论讲义》“征引”所及注家多达50余

位，其中日本汉方医注家有10余位。据统计，“征引”20次以上者有：成无己（105次）、吴谦（90次）、钱天来（90次）、山田宗俊（88次）、程知（66次）、柯琴（42次）、方有执（37次）、张锡驹（26次）、喻昌（22次）。此外，张志聪（11次）、张璐（8次）、王肯堂（6次）、周扬俊（6次）、陈修园、徐大椿、张景岳等历代注家也多被提及。日本汉方注家（医家）除山田宗俊外，还有丹波元简（7次）、汤本求真（4次）、吉益东洞（2次）、中西惟忠（6次）。

由上可知，陈慎吾所选“征引”主要是旁参成无己的《注解伤寒论》，吴谦等人的《医宗金鉴》，钱天来的《伤寒溯源集》及程知、柯琴等的著作。按“征引”三条件，陈慎吾认为这几位医家更符合他的“征引”条件和他的研究风格。

成无己是注解《伤寒论》第一家。张遂辰

赞他“引经析义，诸家莫能胜之，初学不能舍此索途”。明清时虽然有些注家对成无已多有微词，宣称成无已校注有失，但成无已校本依然是公认的《伤寒论》注解范本。《医宗金鉴》的主旨思想源于方有执的《伤寒论条辨》。吴谦等人为清乾隆太医院院判，选“方本”而未用“成本”，他们认为“成本”存在错简，经方有执重订更为可信。陈慎吾则用两派名著互相印证，避免有失。

陈慎吾著《伤寒论讲义》是在他的晚年。从“征引”条件及注家观点选用来看，他依然保持青年时代的“以经析义”的风格，因此，他更欣赏成无已。随着阅历丰富、经验增长、知识广博，中年时代的陈慎吾重视摄取近现代各学派有理有据的观点来释《伤寒论》，源于方有执理论的《医宗金鉴》被他青睐。但与当时一些《伤寒论》注家不同，陈慎吾没有泛引陈修园《伤寒论浅注》，反而更多地征引“钱塘二张”，即张锡驹、张志聪，二张皆为力挺成无己的张遂辰之入室弟子，而对陈修园注释心存疑惑。

陈慎吾主张中西汇通，但在征引中较多地旁参日本汉方医家的著作，却不见征引唐宗海、张锡纯、恽铁樵等汇通派的观点。显然，陈慎吾的中西汇通思想是一种中医革新思路，而不是汇通派前贤们的《伤寒论》注释方法和内容。

陈慎吾之子陈大启说：“先父遗作《伤寒论讲义》是其多年讲授《伤寒论》之资料汇集，该书承袭前贤之学说，摄取近现代研究《伤寒论》各学派之观点，旁参日本汉方医家之体悟，重伤寒而不否定温热学派。”因此说，陈慎吾之《伤寒论讲义》是集其知识、方法、风格于一体的、具有个人特色的专著。

创办“汇通”　广植杏林

1938年，陈慎吾在北平国医学院任教时，北平已经沦为日军占领区。北平国医学院和华北国医学院同时陷入办学经费短缺的困境。日伪政权借机对孔伯华甜言蜜语、软硬兼施，妄图从经费上逼迫北平国医学院为其效劳。他们多次放言日本人可以出资解燃眉之急，学院可以办下去，但必须由日本人管理。孔伯华因坚决不与日本人合作而被迫三迁校址，学院越办越小，经费越来越困难。1944年，北平国医学院办到第十一期时，日军终于暴露出蓄谋已久的狼子野心，公然要挟孔伯华交出国医学院，由北平伪政府接管。孔伯华大义凛然，声色俱厉地回答说：“余以兢营十五年之学业，不欲委之外人。”他毅然停办学院，忍痛解散了这所他与萧龙友呕心沥血、苦心孤诣兴办的名校，显示了中华民族“宁为玉碎，不为瓦全”的崇高气节和坚贞不屈的大无畏气概。

陈慎吾目睹北平国医学院在日伪统治下由兴入衰、三迁校址及停办的过程，由衷地敬佩孔院长的民族气节和大无畏的精神。当学院陷入经济困难时，他与同事们积极支持孔院长，宁可自降薪金；当孔伯华受到日伪恫吓时，他们给孔院长精神慰藉。孔伯华背后有着一支与他同心同德的师生队伍的支持，他感受到一种无比的力量。

1944年，北平国医学院停办。这反而更增加陈慎吾振兴中医事业的决心，他一边临诊行医，一边带徒授课，几位暂无工作去处的学院同事应他的诚恳约请，协助他办起医馆。许多本来要投考北平国医学院的青年，纷纷投奔陈慎吾而来。后因学生人数日增，医馆改为分班授课。陈慎吾讲授《伤寒论》、《金匮要略》，并带学生临床学习。

1948年，陈慎吾在原有教学设备的基础上创办“北平中医研究所”，自任主任。他延续孔伯华的办学思想和培养目标，继续培养中级医师。吉良晨、柴松岩、李广钧等中医名家皆为北京中医研究所毕业学生中的佼佼者。1950年，北京市公共卫生局中医师资格考试，北平中医研究所学生30人参加应试，其中23人取得行医资格。至1953年，该所学生已达150余人。

中华人民共和国成立后，政府非常重视中医药事业，制订了一系列有关保护和发展中医药事业的政策。陈慎吾从这些仁政的实施中看到了中医药生存和发展的希望。1952年，北京成立华北中医实验所，为了加强研究力量，他和李振三、赵惕蒙、岳美中等名医被聘到实验所，组成肝病研究和防治小组。岳美中曾对他的学生讲到此段合作经历，说：“一个人师承学习的机会和时间是有限的，而在与共事的同道中，学术精湛、经验丰富者不乏其人，随时都可听取，所谓‘三人行必有我师焉’。”

1955年，卫生部成立中医研究院，这是中医界史无前例的伟大创举。全国中医同仁心情振奋，纷纷致电庆贺。陈慎吾等原华北中医实验所人员随所并入中医研究院内科研究所。陈慎吾在内科研究所继续他的以柴胡剂加减治疗肝病的研究，工作顺利，生活安定，心情愉快。

1955年4月，原北京中医研究所校友会成立，他作为创办者、老主任，以贵宾身份应邀参加会议。从1948年开始创办招生至1955年已有数百名学生从该所毕业。这次校友会上，陈慎吾书赠一条幅，写道：“团结起来，为发扬祖国医学宝藏，保卫人民健康而努力。”

校友会气氛热烈，发言中充满对母校、对

老主任的感激和怀念。素来仪态庄重、不苟言笑的陈慎吾被温情热烈的气氛所感染，发表了热情的讲话。

这次校友会使萦系他心头多年、始终挥之不去的一个想法又重新浮现：创办一所新的中医学校。1956年，陈慎吾与北京市公共卫生局领导谈了办学的想法。出乎意料的是，他的想法竟与局领导一拍即合，领导当即鼓励和支持他筹办。

陈慎吾把校名定为“汇通中医讲习所”，自任所长。“汇通”之名取于唐宗海著作《中西汇通医经精义》，意含学校坚持革新精神。陈慎吾说：“历代中医之学大多是原地起跑，好似百米赛跑。每代医家都有新的见解，积累起来就会逐渐丰富。中医发展的科学方法若是接力赛跑，发展就会更快。”“讲习所”是借用1904年杜炜孙创办“绍兴医学讲习社”的“讲习”二字，示意学与用并举，培养临床实用的中医人才。

汇通中医讲习所乃是当时唯一经当地政府批准的私立中医学校。汇通中医讲习所将原北京中医研究所第十一班改为该所第一班学生，同时把1956年招收的新生编为第二班。讲习所成立那天，原北京中医研究所学生纷纷从各地赶来参加开学典礼，表示祝贺。第九、第十班部分学生张克庄、贺津、周道伟、陈大启、程竹庵、邹士游、陈杰里、郑国权、赵凌云、杨秀花、富振中等兴高采烈地聚集在汇通中医讲习所大门前合影留念。

在汇通中医讲习所，陈慎吾亲自讲授《伤寒论》、《金匮要略》。敦聘余无言、于道济、耿鉴庭、谢海洲、赵绍琴、马继兴、许公岩、马秉干、穆伯涛等专家担任教学。为了让学生博采众家之长，广邀施今墨、李振三、陈邦贤、王伯岳、卢英华、岳美中、王乐亭、赵心波、谢汇东、许作霖等名家来校开设讲座，内容广及内科、妇科、儿科及诊断、方剂、药物、针灸、按摩，同时开设生理解剖课程。

陈慎吾对中医教育始终怀着炽热的感情，他把教育视为一种神圣的职业，认为教师是最崇高的称谓。中医讲师承，无论是直接师承或间接师承，都是培养中医人才必不可少的有效途径。陈慎吾经常说："一个医生治病，医治的病人少，多带些徒弟或多教些学生，可以多医治些病人，同时也可以多为老师分劳。"他还受卫生局之邀，同时在门头沟及丰台设立分所，为郊区培养中医人才。

陈慎吾是《伤寒论》大家、儒医，受人尊敬。他平日里谨言慎行，仪表庄重，且对学生一视同仁，不以聪明愚拙、门第高低、富裕贫穷而显亲疏热冷。他勉励学生学习中要勤求古训，博采众长，勤学好问，能者为师，要有志向，还须坚持，惜时如金。他的教诲许多学生至今仍铭记在心，成为他们后来事业有成的动力。他白天忙于学校事务或教学，编写讲义、修订讲稿，晚上继续工作，常常通宵达旦，稍睡后又去上班。

1956年，北京、上海、南京、成都、广州建立中医学院，标志着我国公办中医高等教育迎来了快速发展时期，同时也标志着传统的师徒相承、私授秘方及无统一教材、教学计划、培养目标的历史由此终结。这一年，陈慎吾被调到刚成立的北京中医学院，任伤寒教研室主任。

中华人民共和国成立初期，国家百废待兴，要做的事很多，却把有限的财力用来发展高等教育，包括创建多所中医学院，培养中医高级人才，陈慎吾深感党和政府非常关心人民的卫生健康事业。1958年，他再一次将汇通中医讲习所交给北京市卫生局管理，此后讲习所与北京市中医进修学校合并。他体悟到复兴和发展中医事业要依靠举国之力，中医界集体团结，这才是一条快速发展之路。

从1956～1958年，汇通中医讲习所共培养中等中医人才1000余人，遍布全国各地。历史虽短，而其功德和业绩将载入中医史册。

洞察阴阳　明辨真假

1957年7月，陈慎吾赠学生高壮飞条幅上写道：洞察阴阳方能治病，明辨真假可以为医。这一题词蕴含着陈慎吾积其30年治学行医的真切体悟，言简意赅，出自肺腑。

张仲景云："天布五行，以运万类，人禀五常，以有五脏。经络腑腧，阴阳会通；玄冥幽微，变化难极。自非才高识妙，岂能探其理哉！"

中医药学博大精深，源远流长，流派纷呈，难免鱼龙混杂、良莠难辨。因此，清代刘奎云："无岐黄而根底不植，无仲景而法方不应，无诸名家而千病万端药证不备。"岐黄之理术根底在于洞察阴阳，仲景之法方根底在于明辨真假。

陈慎吾认为，学习《伤寒论》“若断章取义，则有失经旨，割裂篡改，尤非新宜”。他强调，精通《内经》，阴阳自然洞察，掌握《伤寒论》经旨，真假自然明辨。

一、洞察阴阳

阴阳五行学说作为认识自然和人体的宇宙观和生命观，在将人体作为主要研究对象应用于中医理论时，已形成中医的整体观、辨证论治及脏腑经络理论，以及病因、病机原理和望、闻、问、切四诊的临床手段。

《内经》的“治病必求于本”，“善诊者，察色按脉，先别阴阳”，“谨察阴阳所在而调之，以平为期”等都指明调节人体的阴阳，使之“平秘”是中医治疗疾病的总目的和总原则。

陈慎吾认为，人体阴阳是由性质、部位而定，有绝对相对之别。他说：绝对者，如积极、发扬、明显、热、气、火为阳；消极、沉伏、隐晦、寒、血、水为阴。相对者，如外、上、前、腑为阳；内、下、后、脏为阴。故绝对者有定名，相对者无定位。如腹背在外，皆为阳，而背为阳，腹为阴。此阳中之阴阳。脏腑在内，皆为阴，而脏藏腑泄，则腑为阳，脏为阴。此阴中之阴阳也。

他说："正气，乃先天之元气和后天之精气皆为正气。天地间别有一种伤害人之因素（病因），谓之邪气。正邪之间互相抗争，故恶寒与发热同时并见。若正气衰微之人感风寒，或一时之虚不能与邪气抗争，则无热或不即发热。故曰发热恶寒者，发于阳也，无热恶寒者，发于阴也。正气充沛则病实，正气衰弱则病虚，此阴阳虚实之要，而汗、吐、下、和、温、清、补、涩之治法出。"因此说，邪正盛衰之间的消长，反映着人体阴阳盛衰消长，即所谓"阴阳虚实证因"。

陈慎吾强调人的体质与六气顺逆的关系。他举例说："六气（风、寒、暑、湿、燥、火）

虽有顺逆，而感之于人，要视人体强弱而定。如精气贯通，血液流畅，正气充沛，纵气候反常亦不能为害；若其人衣食不适，情欲不遂，劳逸不节，体力不足，纵令气候正常，亦不能无伤。气候反常更无论矣。语云邪气乘虚而入，若以邪气为受病之原，设同一气候，甲得之而养，乙受之则病，又将何说？是邪气原无定形，因人之虚实而名也。”

《内经》云：“阴阳者，天地之道也，万物之纲纪，变化之父母，生杀之本始，神明之府也，治病必求于本。”“阴阳反作，病之逆从也。”因此，说人体疾病变化无常，察阴阳，辨虚实，治病于本，则非才高识医者不能洞察，正如《素问·阴阳应象大论》所云：“智者察同，愚者察异”，以别良医和庸医。

二、明辨真假

陈慎吾从自己临床得失及同道成败经验中，感悟到明辨阴阳虚实证因是很难的，而主要在于难辨真假。他在《伤寒论讲义》中将辨证真假之法大致总结为以下4种。

（一）以喜恶辨真假

陈慎吾说："凡诊病遇脉证相反，虚实真假莫辨之际，依病人喜恶而定则无遁情。"例如：

表热里寒——真寒假热——当温之——少阳病虚性兴奋。

表寒里热——真热假寒——当清其里——阳明病阳极似阴。

他说："病人身大热，反欲得近衣者，热在皮肤（表热），寒在骨髓（里寒），判定为'真寒假热'，治当温之。若身大寒反不欲近衣者，寒在皮肤（表寒），热在骨髓（里热），当清其里。"表热里寒的病人喜加衣，表寒里热的病人反恶加衣，由病人喜恶可明辨寒热真假。若当温者以清之，当清者以温之，因为误治而成坏病。

（二）以主客辨真假

陈慎吾认为，凡病证都有主证和客证之别，明辨主证、客证即能辨别真假。例如“渴”是一种证候。治渴方剂可用白虎汤、五苓散、猪苓汤、小青龙汤、小柴胡汤、大陷胸汤等。他说：渴是口津不足，其原因有热盛、水蓄不行、津伤。风温为大渴、烦渴、热盛之渴，此渴为主证，白虎汤为主证主治。而五苓散、猪苓散之渴于小便不利者，因水蓄不行之故；小青龙汤之渴，是表不解、心下有水停留；小柴胡汤之渴，上焦不通，津液不布；大陷胸汤之渴，水与热结；茵陈蒿汤之渴，湿热内聚；柴胡姜桂汤之渴，津伤而水不行等。因此，风温以白虎汤为主证主方，其他各汤之渴皆属客证之方。

又如，太阳中风病证为“发热、汗出、恶风、脉缓”，伤寒病证为“或已发热，或未发热，必恶寒，体痛，呕逆，脉阴阳俱紧”。中风主证为“脉浮缓，有汗”，伤寒主证为“脉浮紧，无汗”。中风为“有汗表虚”，宜以解肌为正治；伤寒为“无汗表实”，宜以发汗为正治。

因此，明辨真假就是明辨主证、客证。

（三）以病机辨真假

病机是指人体生理病理的变化规律。明代张景岳云：“机者，要也，变也，病变之所由也。”医者对疾病常以四诊得其病位和病因，还须进一步探求其病机，根据疾病的变化而对应处置，即所谓辨证施治。

陈慎吾说：痞和结胸同是心下之病（腹证），辨证时一时难以分辨，若不察其细微，则真假相掺，难分主客，极易误治。

他说：若从痞与结胸的病证、病因、病机辨证，两病是有区别的。其一，从症状分辨：痞证与结胸同以心下胸胁为其病位，此其相同；心下痞塞，按之濡软、不痛为腹证特点，结胸以心下硬满有痛为腹证特点，痞证为气结，结胸为水结，此其不同。其二，从病因分辨：痞证者为正气不充足，一旦误用下法，肠胃即寒，气机不畅，壅遏不通；结胸者为膈上本有水饮，又因误用下法于太阳病表未解之先，热陷于里，与痰水相结而成。其三，从病机分辨：痞证病发于阴，无热、恶寒，谓表病之有热者，因此，心下痞为阴、为虚，以热郁气滞为其变化特点，故当忌下法，宜用大黄黄连泻心汤方，去邪热，气郁自舒，气寒得除；结胸（小结胸）为阳、为实，宜用小陷胸汤方，解胸痹，除痰结，有润燥、消肿、镇静之功效。

（四）以因果辨真假

陈慎吾说：“人体万殊，病变各异，有病因相同而病果不同者，有病因不同而病果相同者。随证施治者，治其病果。病因虽然亦重要，多备参考，不能以此为治。”

他以“太阳病大汗出”为“病因”，其“病果”如下：

其一，遂漏不止……桂枝加附子汤（表里

证），阳虚兼阴虚。

其二，脉洪大者……桂枝汤（仍在表），阳虚。

其三，形如疟，日再发……桂枝二麻黄一汤（仍在表），时见阳虚。

其四，大烦渴不解，脉洪大者，白虎加人参汤（转里证，表解里阳虚）。

上例病因同为“太阳病大汗出”，六经部位性质有阴阳表里虚实寒热之不同，随证施治用的方药治其果：“一”至“三”仍为太阳病，故用桂枝汤加减；“四”已转里证，乃由太阳传阳明，改用白虎汤加减。

陈慎吾说：“大义重在病愈之理，不在治愈之法，谓阴阳自和者必自愈，为不易之理。”“阴阳自和有用祛邪之法者，有用补虚之法者，有两法合用者，有先后分用者，但无论如何，总以使体热津液无偏多偏少之虞为自和。”

“洞察阴阳，明辨真假”是陈慎吾为医为学

的总原则。孙思邈云:“医者,意也。善于用意,即为良医。”“意”即领悟,会意;“意”,是审问明辨,唯理是从。因此恽铁樵说:“医家深处,实与儒家道家之言多相通。”此话讲明医托于儒,良医的学问已近于“道”。

保胃存津　尤重腹诊

陈大启说："先父实践仲景学说常以'按寸不及尺，握手不及足'为戒，必四诊合参，尤重腹诊。同时，'抓主证'、'保胃气'、'存津液'，不仅善于经方，且古为今用，扩大了经方的治疗范围。"

临诊中，陈慎吾更专长脾胃及腹证，对脾胃病证、病因、病机、方药使用研究精到，用药主张保胃气，存津液，扶持脾胃，濡养后天。

一、保胃气

《素问》云："脾胃者，仓廪之官。""五味入口，藏于肠胃，味有所藏，以养五气，气和而生，津液相成，神乃自生。"故有"先天之本在肾，后天之本在脾胃"之说。脾主运化，胃主受纳。气血的生成均依赖于脾胃受纳的五谷（五味）经腐熟、吸收、输布脏腑及经络。因此说，脾胃为元气之本，脾胃伤则元气伤，百病从生。《景岳全书》云："故人自生至老，凡先天之有不足者，但得后天培养之力，则补先天之功，亦可居其强半，此脾胃之气所关乎人生者不小。"

陈慎吾认为，阴阳之气皆为正气。"胃气和者，正气无不充，阴阳无不和。""胃气不健，津液不生，故得胃气则生，失胃气则死。"人体得病多是伤了脾胃而使脾胃不和，或虚或实，"脾胃虚则脏腑经络无受胃气而俱病"。

临证中，陈慎吾非常重视养胃保津，扶植胃阴。由于胃为阳土，易生内热，病家常有胃阴不足之病。他对太阳病发汗后出现的胃阴不足之证深有研究。

（一）发汗后腹虚满证。陈慎吾说：太阳病发汗后出现腹胀满证，腹胀满是由于胃气衰弱，饮食不能化液生津，又在胃滞留过久，胃中充满虚气。西医称其为胃扩张。主证为胀满，兼证常见呕逆、矢气，舌苔垢腻、边尖常红。主方用厚姜半甘参汤：厚朴去满，生姜、半夏行水消胀，去旧生新，甘草缓急，人参健胃。

（二）发汗后，脐下悸，欲作奔豚证。陈慎吾说，太阳病用发汗剂发其汗后，发汗剂原本助正气以向上、向外驱逐体内病毒，发汗后表证虽解但上冲之气未平。下焦素有水饮患者，水随冲势上犯而导致脐下悸动，出现奔豚之兆征（即从少腹起，上冲咽喉）。主方为苓桂枣甘汤。该汤重用茯苓为君，利水宁心，以治水邪上逆；配以桂枝、甘草温通心阳，助君火以镇寒水；佐以大枣补脾，合甘草而有健脾助运、培土制水之功，故本方重在通阳化气行水。心阳复，水饮去，则悸动可止。

（三）发汗过多，心下悸，欲得按。陈慎吾说，发汗过多，虚其表阳，里气趋表，表阳必虚，故过汗直接虚其表，而间接虚其里，里虚而心下悸动，病家叉手自按，按时则少安。水证心悸是因水蓄于胃则胃胀，胀则压胃背之动脉，动脉为之激，故致心悸。然而因水饮停蓄于胃者，必定是由中焦阳气之虚而造成，因此，该证称为桂枝甘草汤证，主方只用桂枝、甘草二味药主治。桂枝辛甘性温，入心助阳；炙甘草性甘温，益气补中。心阳得复，则心悸可愈。二药相伍，有辛甘合化、温通心阳之功。

（四）发汗后，恶寒或不恶寒但热。陈慎吾说，同一汗后，病变有虚实之不同者，是以其人正气素有虚实寒热之不同的缘故。发汗后表证已解，但不应当寒反而恶寒之人，是因为其人正气虚；若发汗后表证已解，不恶寒反热之人，是因为其人胃气热实。主方为调胃承气汤和其胃气。

陈慎吾说，同一汗后，自《伤寒论》59～71条，共计13条，皆论太阳病之辨证，虽然随证施治方药不同，但皆有保胃气之深义。“胃气和者，正气无不充，阴阳无不和。明乎此义，则和阴和阳自有蹊径。”

二、存津液

津液指体内的体液，是中医对体内一切液体的总称。《灵枢·五癃津液别》云：“水谷入于口，输于肠胃，其液别为五。天寒衣薄，则为溺与气，天热衣厚则为汗，悲哀气并则为泣，中热胃缓则为唾。”“津液各走其道，故三焦出气，以温肌肉，充皮肤，为其津，其流而不行者为液。”因此，津液包括汗液、泪液、血液、唾液、尿液五种。

陈慎吾认为：“汗本血液，血谓红汗。经云夺血者无汗，是血与汗其源不二，功用相通。”他说：“表证发汗乃不得已之手段，犹有啜粥、温粉扑之等法，顾虑周详，反复立论，非证据确凿者不可行也。今更重申禁律，立法何等严明，奈司法者不察、误汗酿祸者比比皆是。愿吾辈同学，今后每个临床审证必须施汗剂时，更默识禁律一遍，然后行之。仲师谆谆告诫之至意，庶几无大过矣。”

他的此番告诫心诚意切。临床时，他多次发现重病之人皆因前诊误汗导致传变，酿成祸根。庸医误诊错治者比比皆是，实在是不可容忍。

《伤寒论》中列出“不可汗”证有咽喉干燥者、淋家、疮家、衄家、汗家、胃寒者、亡血家等七类患者。陈慎吾称下列七条是不可汗的禁律。

（一）咽喉干燥者。咽喉干燥者虽有阴阳虚实之分，而其津液不足则同。其证虽在上，发汗以致伤津，则津液不足者不可发汗，发汗复伤之。西医所谓肺结核、喉头结核、咽头结核等皆其例。凡病结核者，必营养不良、津液不足，故皆在禁汗之列。

（二）淋家不可发汗。淋家，久患膀胱、尿

道病者。其小便淋沥而不能快利，其因精道失常，下焦津液枯干，若汗之，无津可发，必动其血而便血。

（三）疮家不可发汗。疮家，盖言久病痈疽溃疡之属。气血虚少，虽有身疼痛之表证，亦慎不可发其汗。若误发之，则变痉病。

（四）衄家不可发汗。成无己云："衄者，上焦亡血。"衄家，久衄（鼻出血）之人。血与汗皆属阴液。衄家复汗则阴液重伤，故不可发汗。若误发汗之，必见以下各证：额上陷，脱血于上，组织萎缩，额之上部陷下不起；脉急紧，血不荣脉，血管收缩，失其柔韧；直视不能者，动眼神经麻痹；不得眠者，心血不足，阴虚生燥。额上陷，是因误汗，亡失体液之故，唯独上部首当其冲。头中阳已虚，发汗则阳愈虚，因此津血两虚。

（五）亡血家不可发汗。亡血家是指呕血、下血、崩漏、妇女产后、金疮所伤之类者。《医宗金鉴》云："盖失血之初固属阳热，亡血之后热随而去，热固消失，阳也随亡。若再发汗，则阳气衰微，力不能支，故身寒噤栗。"陈慎吾说，亡血家"下后复汗，皆足以伤津，内外气血俱虚，故寒栗不止"。

（六）汗家不可重发汗。汗家指平素多汗之人，津液必虚。汗家若重发其汗，血液被夺，则心血必虚，因虚而乱，神无所主，致于恍惚。

（七）胃虚寒者不可发汗。胃有寒指肠胃虚寒。胃虚寒者宜先温其里，不可固执先表后里。胃气已寒，后发其汗，必致胃中冷化，若胃肠中存寄生虫，必肆虚上越。

血与汗皆属阴液。咽喉干燥之人复汗必伤津液；淋家复汗，无津液可发，必便血；疮家复汗，则变痉病；衄家复汗，必见额上陷，直视不能；亡血家复汗，必寒栗而振；汗家复汗，必恍惚心乱；胃寒者复汗，必吐蛔。"以上七条立禁之法，以胃气作结，盖有深义存焉。"此深义可理解为“存津液，保胃气”之意义。

三、重腹诊

腹诊，亦称腹诊证治，属中医诊断学四诊中切诊内容的一种。腹诊证治理论渊于《黄帝内经》，在《素问》、《灵枢》、《难经》三部经典著作有关篇章中，提出了腹诊机理、腹诊分位、切腹定病、辨别寒热，以及区分虚实、预后、针刺疗法等内容。《伤寒论》、《金匮要略》中已把腹诊病位分为心下、胸胁、脐上、脐下、小腹等；腹诊证治所得腹证已定下专名。以心下而言，腹证病名就有心下痞，心下满、心下痞硬，心下痞坚、心下石硬，心下支结，心下振水声，心下悸等；以少腹而言，有少腹急结，少腹拘急，少腹肿痞，少腹如敦，少腹不仁，少腹满、硬、硬满等；以胸胁而言，有胸胁苦满、胁下满、胁下硬满、胸胁满微结等。同时，每一腹证都有对应之方治。

腹诊证治作为中医一种有效的诊疗手段，

却由于封建礼教的束缚而几乎名存实亡。宋人张杲在《医说》中曾云：“今一豪足之家，居奥室之中，处帷幄之内，复以帛幪手臂，既不能望色之神，又不能殚切脉之巧。中医四诊望闻问切，已失二存二，安可腹诊。”虽然民间四诊俱用，若要脱衣露腹，尤对女性患者，即便患者愿意，男性医家也不敢违背礼教，贸施腹诊。一千余年来，后世注家、医家著作宏大，心下、腹部之病论述详尽，论及腹证却无“腹诊”之名。直至晚清，在《通俗伤寒论》中才见“胸腹为五脏六腑之宫城，阴阳气血之发源，若欲知其脏腑，则莫如按胸腹，名曰腹诊”这样的定义。

戊戌变法后，西医大举进入中国，诊病时常按腹部或听诊胸部，久而久之，病人习惯了在西医面前解衣露腹不觉为羞。但中医受儒学影响很深，谨守古训者或腹诊技生者，仍不敢将腹诊临证使用，直至当下，精通腹证理、法的医家不乏其人，但熟知腹诊技法者仍寥若晨星，论述著作更是凤毛麟角。腹诊仍为一座尚待开发的宝库。

中医学东传日本，被称为汉方医学。日本汉方医家诊病必诊其腹。如《百腹图说》云："腹者，生之本，百病皆根于此，是病必其腹。""先证不先脉，先腹不先证。"腹诊证治源于中国，却发展于日本，再从日本返回故乡，无疑它是中医学史上的一大缺憾。

陈慎吾重视腹诊，用于临床，其原因有三：一是他主攻脾胃，强调保津液。胃居腹上部、心下部，前部接肝，后面连脾、肾；胃是水谷之海，营养之源。脾主运化而升清，胃主受纳而降浊，为全身气机升降的中枢。和胃气、存津液，若缺少腹诊，极难辨证诊治。二是太阳病误治传变的证候十分复杂，但传经一般是由表及里、由胸及心下和三焦，缺少腹诊，决心难下。三是他既守古训又不囿于古法，旁参日本汉方医及西医的诊断技术，汇通中西，腹诊有拈来之便，运用自如。陈慎吾对腹证研究精深，论述精到。心下是指胃的上中脘。陈慎吾说：痞，心下满，气隔不通，属气结，满而不实，按之自濡，故无胀无痛。凡心下之病硬满而痛不可近者，为结胸证；硬满不痛，按之则痛，为小结胸证；腹满不痛，虽按之痛而却欲按者，为痞证；若硬满甚微，按之痛或不痛者，为支结证。治方为柴胡桂枝汤，由柴胡、桂枝、黄芩、人参、甘草、半夏、芍药、大枣、生姜9味组成。

陈慎吾认为，心下痞硬和心下痞硬而满，心下痞仍是主证，硬和硬满则为兼证。他说，心下痞硬西医谓胃扩张兼胃肠炎症。患急性热病者以气血集中于肌表，故胃腹机能较衰弱，食物停滞于胃致硬。心下痞硬满者常被医者误认为里证而误下致胃肠愈虚，邪热内陷，热郁而心烦，胃气衰弱，凝而不行致心下痞硬而满。

因此该二证仍是气结心下痞证，而非水结的结胸证。甘草泻心汤主之，方由甘草、黄芩、干姜、半夏、大枣、黄连6味组成。

此外，陈慎吾对心下痞硬证兼有噫气不除、表里不解、恶寒、呕吐、气上冲、胁下有痞等证亦详尽分析其病证、病因、病机、病位并提出治法。

关于“心下悸”的病机，陈慎吾认为，心下悸若为太阳病，病家肾与膀胱无病，小便亦利，但饮水过多而感心下悸。其原因是胃腹之吸水机能有障碍，胃中之水下行于肠不畅，多余之水积于心下，上冲压迫心而感心下悸，此仍为气结心下痞证。若发汗过多，虚其表阳，里气趋表，其必虚，故过汗直接虚其表，而间接虚其里。里气虚而心下悸动，病人叉手自按。此类由发汗、吐下致心下悸、脐下悸者，则非心动之悸，而为动气者。这类人平日脏气不足，后为汗吐所伤，动而不能镇压腹底潜心之大动脉而心悸。

腹证有腹满、腹满喘、腹满痛、腹胀满、腹虚满、腹中雷鸣等证候。腹证常以满、痛、胀、喘、鸣等为该病症状。《金匮要略》云："病者腹满，按之不痛为虚，痛者为实，可下之。"因此，腹满有虚实之分。

陈慎吾认为，少腹硬满有蓄水和蓄血之别。他说："瘀血特征有二：一是少腹硬满，小便快利。二是腹不满，其人言我满。此证不特有血块，为瘀血在络之证。另一种为蓄水少腹硬满，其症状与蓄血证相同，但小便不利为其特征。"关于腹满而喘，陈慎吾说，阳明病者有身重、气短、腹满而喘之证。身重由于高热。腹满，属腹内充实。喘，因腹部压迫。若阳明中风，脉弦浮大而短气，腹都满，胁下及心痛等证，已属三阳合病。若短气，腹都满，胁下及心痛，久按之气不通，三焦邪气充斥而不通，此为重症。

《伤寒论》中把腹诊证治分为心下、胸胁、胁下、脐上、脐下、少腹、小腹 7 个部位。陈慎吾临诊中常用“按法”和“触法”。“按法”是用手掌按摩腹部。他说，按法有按之濡（自濡、不濡区别），按之满（硬满、胀满、微满之区分），按之软弱无力等。触法即叩按法，可检查腹部或心下有否振水声。

然而，时至 21 世纪，多数中医名家依然疏于腹诊研究，腹诊证治著作虽有寥寥几本，却大多借用日本汉方医研究成果。陈慎吾生前勤于腹诊临床，积累腹诊经验，但他过早辞世，其病案劫后未存，所以，源于中国的腹诊仍寄望后学努力将之复兴和发扬。

伤寒讲义　剑胆琴心

自从陈慎吾立志悬壶济世后，便开始精心研读《伤寒论》、《金匮要略》、《黄帝内经》等中医经典，闭门读书，培植岐黄根底，探求仲景理法，研究诸家药证。几年间，他如饥似渴，如痴如醉，把以《黄帝内经》、《伤寒论》为核心的诸名家之著作读过多遍。此时，陈慎吾刚进而立之年，血气方刚，踌躇满志，着手编写《伤寒论》讲义，走的是以《内经》释《伤寒论》之路。他知道，中医经典，包括《内经》在内，是实践性理论，仅从章句释义难尽原意，须丰富临床经验。其后，他走出家门，拜朱壶山为师，边临床边与朱壶山切磋学问。满师后，于 1936 年与胡希恕合作开始授徒，首先开讲

《伤寒论》，讲义是重新编写的。这本讲义开始从各家学说释《伤寒论》，而选用各家观点须不违背《内经》经旨。1938年执教于北平国医学院主讲《伤寒论》，以及在自办的北平中医研究所讲授《伤寒论》，讲义常有增删、修改，但其学术思想依然保持原本的风格和脉络。

中华人民共和国成立后，陈慎吾进入公办研究机构，临床和科研机会增多，尤其是担任了北京中医学院伤寒教研室主任后，他已逐渐进入晚年，丰富的阅历、渊博的知识及肩负着培养中医高级人才的重任，陈慎吾对《伤寒论》的体悟已经升华。他新编的《伤寒论讲义》中已用临床经验印证《伤寒论》，内容显现出汇通中西，旁参诸家，但一以贯之地坚持忠实于《内经》经旨和《伤寒论》原义。因此《伤寒论讲义》中，他开诚布公地立下征引诸家观点的三条件：其说有理，其理可凭，与近代基础医学之理不相抵触。

陈大启在《陈慎吾伤寒论讲义》“序”中回顾了这本著作的成书过程。他写道：“早在上世纪五六十年代，曾有多人多次建议先父将其几十年研究（《伤寒论》）心得和临床经验整理出版，但他每次都婉言谢绝，认为自己的学术不够成熟，有待进一步提高升华。他说：‘著书立说不难，只恐炉火不纯，贻误后人，悔之晚矣。’所以直到1964年底父亲才集中所有资料，准备锐意立说。”这一年，陈慎吾已66岁，研究《伤寒论》近30年，近乎炉火纯青，著书立说已万事俱备了。

然而正当他全神贯注地写作时，1966年一场不白之冤降于他身上；更不幸的是，众多凝聚他毕生心血的宝贵资料几乎遗失殆尽，他的夙愿始终未能实现，身心受到严重打击。

1972年陈慎吾逝世后，他的儿子陈大启、女儿陈燕金一直把完成父亲的遗愿牢记于心，他们四处寻找父亲遗稿。21世纪初由陈慎吾的学生倡议成立了《陈慎吾伤寒论讲义》整理委员会，其成员有王文友、王凤岐、王彦恒、王焕禄、吉良晨、刘殿永、李广钧、李书义、李贞吉、李惠治、张长恩、陈大启、陈幼生、钮运铎、柴松岩等。经过多年努力，他们对劫后幸存的原稿进行整理、校订，使该书终于在2008年问世。他们说，这本著作的出版是对陈慎吾先生的怀念。这一年正好是陈慎吾诞辰110周年，弟子们以完成先师的夙愿作为最好的纪念礼物献给恩师。

陈慎吾素来谨言慎行，始终崇尚教育和学术研究，始终对仲景心怀崇敬而高山仰止。研究《伤寒论》，他不敢贸然非议，另立新说，但对历代医家注释自有见地，不跟风，不随大流，始终保持独立精神和个人风格。

他说："《伤寒论》是一篇大文章，前后有阶段性、连贯性，其条文安排可以自释其义，故在未经证误之前，当依照原文排列顺序进行研究为是。若断章取义，则有失经旨，割裂篡改，尤非所宜。”因此，他讲条文，以解释本条经文为主，不作发挥；若有发挥则在“附注”中尽说。他说，设“附注”是为了在本条讲义中病证或文字上须待旁证，有不能在本条内随文作解释，或纵与本条无关而经旨学理上有新意，有随类引申之必要的，均引入“附注”说明之。陈慎吾的学术观点常见于“附注”之中，如汇通思想、现代医学及中医有关学术争论问题等均见诸其中，但他从不否定别家之观点。

陈慎吾说：“《伤寒论》是中医的基础医学，又是临床医学，包括各种急性热病及其变化的治疗法则。其以‘伤寒论’命名者，盖因伤寒传变最快，变证最多，治疗最难，善后调理等法比一般疾病完备，故举而为例，以概其余。其书系汉代以前临床经验之大总结，并无丝毫玄学掺入，直至两千年后之今日，仍不失为治疗万病之大成。”

关于“伤寒”定义。历代医家对伤寒定义常有争论，有些人主张《伤寒论》的“伤寒”是指狭义的伤寒，仅局限风寒外感热病；有些人认为，《伤寒论》的“伤寒”是指广义的伤寒，泛指一切外感热病而言，包括风、寒、湿、燥、暑、火所致的发热性疾病。

陈慎吾说：“伤寒有广义、狭义两种。广义包括中风、伤寒、温病、热病多种，即《伤寒论》全书所论者。狭义仅指外感而言，即第三条（太阳伤寒提纲）所论者。近代医学所说伤寒是指肠伤寒而言，与此完全不同。”他主张《伤寒论》是广义的伤寒，而非狭义的伤寒。

与伤寒广义和狭义相联系的，是后世医家发展出的温病学说。陈慎吾在“温病提纲”条文中说：“太阳病必恶寒、不渴，阳明病不恶寒反恶热、有渴，温病不恶寒发热、必渴，故温病绝非太阳病，乃阳明病之类。太阳病，有汗名中风，无汗名伤寒。温病，无汗名温病，有汗名风温。温病与风温以有汗无汗别之。非温病发汗、误汗后见身灼热曰风温。”他认为，温病应归属于《伤寒论》阳明病之类。陈慎吾在“太阳转阳明恶寒自罢”（《伤寒论》193 条）释义中说：“世之所谓温病风温者即阳明病，阳明正方即治温病。今世医家不知此法，妄分户门，去古远矣。”他对《温疫论》中温病“伤寒万不一见”的观点提出异议，说：此语“曷后世畏之如虎，聚蚊成雷，蔚为风气，谬说流传，延误病机，横夭莫救，曷深浩叹，对此，吾辈当有严重之责任在肩”。

关于“六经”的认识。陈慎吾不主张《伤寒论》中已将六经与经络、脏腑关联，认为这种关联是后世医家所附会的。他说：“《伤寒论》以六经名篇，原无经络、脏腑之关联，亦如中风、伤寒之别，姑立其施治耳。”意谓《伤寒论》中以六经作为篇名，如太阳病篇、阳明病篇、少阳病篇、太阴病篇、少阴病篇、厥阴病篇，以及六经作为证名，如发热恶寒、无论有汗无汗，病在表位证者，皆为太阳病；发热汗出，不恶寒反恶热，病在里位证者，皆为阳明病；寒热往来如疟，病在半表半里证者，为少阳病；若全身机能衰弱，或误治而虚其正气证者，为少阴病；里有虚寒而吐利证者，为太阴病；里虚而寒热相错或上热下寒，或寒热胜负，或见消渴、吐蛔、下利、舌卷囊缩证者，为厥阴病。因此，陈慎吾说："以上所举数证略示六经病之部位，性质有表里、阴阳、虚实、寒热之别。"他没有将其称"八纲"。因为《伤寒论》中把"八证"作为性质部位，"八纲"一词是清代前贤所归纳，故陈慎吾遵经义不用"八纲"，这是这本讲义与其他书的又一区别。

关于传变、并病、合病。陈慎吾说："传变者，如原为太阳病，今见阳明病，即为太阳传阳明。若见少阳病，即为太阳传少阳。若少阳更见阳明病，为少阳传阳明。后传之病见，原有之病罢，方为传变。若传后而原有之病仍在，谓之并病。同时数病俱见者，谓之合病。此传变、并病、合病之不同。”

以阳明病为例。《伤寒论》（194 条）云：“本太阳病，初得病时，发其汗，汗先出不彻，因转阳明也。”陈慎吾说：太阳病，有发汗后热退身和者，有日许复发热而转阳明者。由太阳传阳明是因为汗出不透，邪气未除尽，辛热药反稽留于内，助动燥邪，因而转属阳明。如果太阳转阳明而太阳病仍未愈，则太阳、阳明合为二阳并病。

传变通过经络。太阳伤寒七日自愈已行其经尽，“行经”是在本经自行，“再经”是在他经相传，“再经”是太阳伤寒传入阳明。因此，辨证时若见可能作再经之势时，为防其再传，则针足阳明穴，截其再传路，使邪不入而愈。

张仲景的治疗思想通常是“阴阳自和”、“津液自和”等，强调治病用药在于“和”。这个“和”，陈慎吾称之为恢复“人体之自然疗能”。他说：“自然疗能，即原形质之能力。人体本由数兆细胞组织而成，其原形质各有其天职而发挥其专门能力，而为自己细胞、组织、器官系统全体之生活而活动，此种活动力能恢复伤痕，能消灭病菌，如吐、泻、咳、发热等皆为排泄毒物于体外自然疗能之表现。唯此种能力愈用愈大，故动物此种功能远胜于人。彼醉心现代医学之人士，稍有疾病，药剂杂投，使自身疗能减退，愈用而愈小，故城市人民不如乡村农民。”

自然疗能今称“人体抵抗力”、“人体免疫力”。治疗思想是恢复和提高人体的“自然疗能”，而不应将其损害和降低。

因此，陈慎吾的治疗原则是：祛邪扶正，回阳救阴；随证施治，不守一方；痼卒同存，先卒后痼；病有缓急，不可执一等。

他认为，正气充足之人遇外邪入侵，正气必向外邪抗争，故恶寒与发热同时并见，正气衰微之人则无热或不即发热。正气足则病实，正气衰则病虚，此阴阳虚实之要。太阳病时表证，宜助正气驱邪出表，不应折正气，使正气不得伸，故表证以不下为定法。太阳病用下法，必兼见下证。太阳病汗出多，阳气与阴气俱亡，津液损伤，造津能力降低，因津伤而亡阳，故用桂枝汤调和气血，止汗而救阴，加附子以回阳。故有“医者治疾，不患津之伤，而患阳之亡”的告诫。

凡病有痼疾，又染卒（同猝）疾的病人，陈慎吾主张应按古法：“当先治其卒疾，是法也。”意谓旧病（痼）又添新病（卒），先治新病，后治旧病。病有缓急，当先治急而后治缓，但不可执一。因为“以有限之方御无穷之病，方证有不能恰合者，比较最贴近者用之，但须加减为宜，切莫执一种古方”。

陈慎吾认为，坏病多因用法不当，致伤正气而成。用法不当而犯错误表现为：①汗后亡阳，躁渴谵语；②下后虚烦，表邪内陷而作结胸；③吐后内烦，腹胀满而作心下痞；④温针后吐衄，神惊狂。因此，他在讲义中多次强调治法不可违。如在重申“不可汗”七条禁律时说：“愿吾辈同学，今后每于临床审证必须施汗剂时，更默识禁律一遍，然后行之。仲师谆谆告诫之至意，庶几无大过也。”

历代医家皆要求医生必“当安神定志，无欲无求，医为司命之寄，不可权饰妄造”。陈慎吾说：“医家必胆识兼备，固执成见者不可，见异思迁尤为不可。”他举例说，桂枝汤治太阳中风之变，一服反烦不解者，因为内热郁闷，正气不伸，邪但动摇不去，此为药后病势反加。这种情况在药轻病重时往往能看到。但医家遇此情况会认为误药，此时当详察见证，勿怯勿躁，苟前药不误，加重用之，指时可愈。偶一犹疑，变方易服，不愈再变，愈趋愈远，辗转不治，因此致败者比比皆是。所谓误人多方，成功一路，可不慎诸。

上述为陈慎吾施治方药时，对后学提出的又一忠告。

善解经方　重申法则

《伤寒论》和《金匮要略》所载的方剂被仲景以后历代医家尊为“经方”。陈慎吾说：“学习《伤寒论》须与《金匮要略》二书合读，必有左右逢源之妙。”此语讲出二书之间的联系和依存。

《伤寒论》载 112 方，《金匮要略》有 200 余方。这 310 余方中，君、臣、佐、使分明，配伍法度灵活，或寒热同用，或刚柔相济，或攻补兼施，或收敛并投，或升降相宜，不仅使组方中的药物各尽其能，又能互相兼制，各药尽用其利而制其弊，发挥其最佳的功效。时至当下，二书中大多数经方依然是现在医家临床治疗不可或缺的依据，由经方演化的很多方剂仍遵循仲景制方所列的法度。因此，陈慎吾强调："学习《伤寒论》须掌握其中之'法'。"他进一步说："仲师对于表里合治分治缓急先后之序，以及汗、吐、下、和、温、清、补、涩之大法，无不周详备至。在善读者，自择之耳。"这"法"是指治疗原则。

《伤寒论》中有397种治法，陈慎吾将它们按其重要性分为大法、定法、禁法三类。此三类只是概而述之，并不能包容一切。

大法，是指仲景的立法宗旨，治法之标准，组方的依据。陈慎吾说："夫脉者，别阴阳，定表里，识虚实者也。虽脉有变，凭证施治，若证有变，随证加减，此乃《伤寒论》全书之大法。"他认为，《伤寒论》大法的立法宗旨是"证"，即凭证施治；又是依法组方的依据，即随证加减。他在《陈慎吾伤寒论讲义》之"坏病变证治法提纲"一节中再次强调：治病凭脉证，但凭脉证之中仍侧重证的方面，故曰随证治之。

例如，桂枝汤证与白虎人参汤证的脉象都有“脉洪大”，用脉证难以辨证；桂枝汤证还见“大汗出而不渴”，白虎人参汤证则见“烦渴不解”。“不渴”，邪气仍在表，阳虚，或阳虚兼阴虚，此为太阳病表证；“烦渴不解”，是因为邪气已入阳明，热盛于里，津液严重不足，此为阳明证。

定法，其含义宽泛，但陈慎吾常将“主证主方”和治疗原则视为定法。前者如太阳中风证用桂枝汤主之，太阳伤寒证用麻黄汤主之，皆为定法。

关于治疗原则，其内容有：①病在外者不可攻其内，病在上者不可攻其下。陈慎吾说：若将“汗不厌早”、“下不厌迟”之说奉为圭臬，而于禁汗之证、急下之证视为迂论，更有轻用麻（黄）、桂（枝）、硝（石）、黄（芩）事者，汗下不效，皆不善之过。②表里证同见者，治以先表后里。他说，攻里必先表后里，防止邪气内陷。但若见里寒极盛，若不急救，恐阳气暴脱，此时须先里后表，救急为先，故曰“救里法”。③病有缓急，不可执一。他说，若患者原有久病（痼疾），又患新病（卒疾），当先治新病，这是原则；但如果能随证加味久病新病一并治之，又是一法。因此，“病有缓急，不可执一。佳者，盖言遵古法。”

禁法，是指仲景立下的禁律，立法严明，非证据确凿不可违禁。如“不可发汗”七条禁律。

陈慎吾是经方大家，对药物的药性、药能、药征、调剂等研究精透，论述全面得当。他在引用前贤病案时，常以“按”、“注”形式阐发自己的观点，以点拨后学注意药物的利和害，用药物有益功效，避其因不当造成的伤害。古语云：“千方易得，一效难求。”陈慎吾认为，辨证施治，重在治病果，尤重在处方用药。因此，历代医家认为“医之用药同将之用兵”，若医生不善使药，不能去疾反而戕生。

以桂枝汤为例。此汤被称为群方之冠，为滋阴和阳、调和营卫、解肌发汗的总方。桂枝汤正方由桂枝、甘草、生姜、大枣、芍药五味组成。桂枝为发散药，发汗解肌，驱寒镇痛；生姜为发散药，味辛，性温，发汗祛寒，利尿降水毒；芍药为收敛药，味苦酸，性微寒，能止利止痛止拘挛；甘草为缓和药，味甘，性平；大枣为缓和药，味甘，性温。桂枝汤组方为二味发散药（桂枝和生姜），发汗解肌利尿；一味收敛药（芍药），止利止痛；二味缓和药（甘草和大枣），解毒健胃。因此，桂枝汤是一个散收合剂，按“相反相成”配伍。桂枝为散发“君”药，芍药为收敛“臣”药，各起其主要功用。

陈慎吾指出，以药征而言，甘草与大枣均为缓和之代表药物。大枣之缓和作用强于甘草，而治牵引头痛及驱水之能力则不及甘草。生姜和桂枝均有发散作用，但生姜宣卫通阳之力不及桂枝，只起辅助发散作用。又指出：桂枝有刺激作用，大量或常用易诱发炎症。然而利用此点，酒调桂枝末，治卒心痛，水煎服又可治心腹胀满。生姜适用于水毒上逆（如呕吐、鼻塞等症），若不因水毒上逆用之则有害无益。

药物配伍可按“相辅相成”原则。麻黄汤组方为：麻黄、桂枝、甘草、杏仁，共四味药。陈慎吾说，该汤以麻黄为君药，君药先煮，专其力。麻黄为发散药，味辛苦，性温，用于因水毒及瓦斯（煤气）毒皮肤不能代肺排泄时所生之各证。不问其为内因外因，麻黄为肺证之专用药。杏仁为滋润药，味辛苦甘，性温，治喘咳短气、结胸心痛、浮肿，能降气行痰。

陈慎吾认为，麻黄桂枝配伍，麻黄是解毒主药，发汗之力较弱，桂枝助麻黄发汗排水毒，故有相辅相成之功效。又如，太阳病至八九日，邪衰正未衰，又未传变，理宜表解身凉，今反而有郁热之色，是表邪仍未全解。陈慎吾认为：“此证专用桂枝则宽，专用麻黄则猛，两方并用，减轻其量，故有桂枝麻黄各半汤。”此汤遵循“相辅相成”的配伍原则。

陈慎吾认为，“治验”为证实方剂药物之功能并推广其用途，摘录前贤治验良方以作实助。治验及病案大多选自历代古方经籍，如《经验良方》、《世医得效方》、《朱氏集验方》、《太平惠民和剂局方》、《医学纲目》等20余部方剂专著，也选自日本汉方医家丹波元简、吉益东洞、汤本求真等的著作。

陈慎吾论方剂不囿于治本证，经常介绍该方经加减，可推广其用途。如大青龙汤主证为太阳中风表不解里有热证。他说，本方可治麻疹、风涕泪，再用枯矾水频重洗，其效果更好。《伤寒论讲义》的“注”和“按”，深含着陈慎吾丰富的组方、施方、用药、配伍的思想。

临证组方　通变精当

陈慎吾从医 30 余年，努力实践仲师学说，在临床上善用仲景方。《伤寒论》中 112 方，他用过 80%以上。尤其专长用桂枝汤类、小柴胡汤类、苓桂类、泻心类、四逆辈及诸承气汤等的加减方剂，在治疗肝胆病、脾胃病、肾病及内科杂病和妇科、儿科等疾病方面都积累了丰富的临床经验。他说："《伤寒论》中之方药，验之临床，无不有效。至于治方调剂，其规律严谨，一药之差，或分量之变，则方不同，治疗亦因之而异。用方应有'方证'，方证就是用方的证据，证据既包括了病机，又包括病机反映在外的证候。"

中医临证组方须根据详细的诊断，正确地

掌握病因、病证、病机、病位，遵照理、法、方、药的规律，再按君、臣、佐、使遣药立方，随证加减及将息禁忌通变精当，以达最好疗效为治疗宗旨。

陈慎吾说，桂枝汤方只用桂枝、芍药、甘草、生姜、大枣五味组方，其关键在于“桂枝本为解肌发汗”。脾通肌，解肌既能理脾，脾为后天之本，运化血液，濡养营卫。营行于脉中，则“和调于五脏，洒陈于六腑”；卫行于脉外，“温分肉，充皮肤，肥腠理，司开阖”；营和卫“阴阳相随，外内贯通”。因此，桂枝汤有滋阴和阳、调理脾胃、协理阴阳气血之功用。故徐忠可云：“桂枝外证得之为解肌，内证得之为化气和阴阳。”

《伤寒论》、《金匮要略》所载以桂枝汤方为主加减化裁的方剂共有 29 个，足见其制方之妙，应用之广，堪称“群方之冠”。

陈慎吾常在桂枝汤方中加茯苓、白术治疗

水证，其中包括桂枝甘草汤（桂枝、甘草两味）、芍药甘草汤（芍药、甘草两味）、苓桂术甘汤（茯苓、桂枝、白术、甘草四味）、茯苓桂枝甘草大枣汤（茯苓、桂枝、甘草、大枣四味，若阳虚有寒者再加入炮附子）、真武汤（茯苓、芍药、生姜、白术、炮附子五味）、桂枝附子汤（桂枝、芍药、甘草、生姜、大枣、炮附子六味）、去芍加茯苓白术汤（桂枝、甘草、生姜、大枣、茯苓、白术五味）、甘草附子汤（甘草、炮附子、白术、桂枝四味）。

他说：仅桂枝汤一方加减可治之病不下数十种之多。例如：下焦阳虚诸证，则加生附子、肉桂；脾阳虚诸证，加干姜；脾阴虚者，重用生黄芪；心阳虚者，重用桂枝。又如：炙甘草汤是桂枝汤变方，若血虚者，可加当归；兼有热者，加牡丹皮、芍药和生地黄；血虚寒滞者，用当归四逆汤；血瘀者，可加桃仁、红花等。总之，桂枝汤外可治六淫致病的表证，内可治各科杂病的阴阳气血不和。他强调桂枝汤方的辨证要点：表证时，必见桂枝汤的主证主脉；里证时，必无阳明之里热实证，方可随证引用。兹举病案一例。

某妇女，60余岁。早年因生育多胎，素有头痛眩晕、心悸、失眠、大便溏薄等症，冬月易受外感而咳嗽，今突然鼻衄，血出如注，虽经压迫等法止血，但仍无效，反而口吐不止。来诊时，面色萎黄，四肢厥冷，心烦悸，舌体胖大，苔薄白水滑，脉沉弱。辨证为素日心脾两虚，今气虚不能摄血故衄。服用黄芪建中汤原方补益脾气，摄血止衄。三剂后衄止，再以归芪建中汤调理善后，不日痊愈。建中汤为桂枝汤的变方，即在桂枝汤中加胶饴，主治太阳夹里虚之证。

陈慎吾亦善用小柴胡汤。他说，小柴胡汤为仲师治少阳病的主方，又经加减化裁，出大柴胡汤、柴胡加芒硝汤、柴胡桂枝汤、柴胡桂枝干姜汤、柴胡加龙骨牡蛎汤，共六方。理解小柴胡汤须精读《伤寒论》“血弱气尽，腠理开，邪气因入，与正气相搏，结于胁下；正邪分争，往来寒热，休作有时，嘿嘿不欲饮食；脏腑相连，其痛必下，邪高痛下，故使呕也，小柴胡汤主之”及“阳明病，胁下硬满，不大便而呕，舌上白苔者，可与小柴胡汤；上焦得通，津液得下，胃气因和，身濈然汗出而解”。小柴胡汤是宣上、通下和中之方，可通达调理气血阴阳。

《本草纲目》言，柴胡“治阳气下陷，平肝、胆、三焦，包络相火，治头痛、眩晕、目昏、赤痛障翳、耳聋鸣、诸疟及肥气寒热，妇人热入血室、经水不调，小儿痘疹余热、五疳羸热”。该方治疗范围甚广。

《伤寒论讲义》写道：小柴胡汤方为柴胡半斤，黄芩三两，人参三两，半夏半斤（洗），甘草（炙）、生姜（切）各三两，大枣十二枚

(擘)。

陈慎吾认为，若胸中烦而不呕者，去半夏、人参，加瓜蒌子一枚；若渴，去半夏加人参，合前成四两半，瓜蒌根四两；若腹中痛者，去黄芩加芍药三两；若胁下痞硬，去大枣加牡蛎四两；若心下悸，小便不利者，去黄芩加茯苓四两；若不渴，外有微热者，去人参加桂枝三两，温覆微汗愈；若渴者，去人参、大枣、生姜，加五味子半斤，干姜二两。因此，小柴胡汤主证为“胸胁苦满”。

1952年陈慎吾在华北中医实验所时，重点研究肝病治疗及预防，选小柴胡汤为主要方剂，经加减治疗各种肝病，疗效明显。他把肝病分为急性肝炎和慢性肝炎、黄疸型肝炎和无黄疸型肝炎、血虚型慢性肝炎和血瘀型慢性肝炎、肝硬化兼腹水和未有腹水等。他在小柴胡汤方基础上，随证化裁。

（一）急性黄疸型肝炎，证见纳少，呕恶，

胁痛，口渴，小便不利，身黄，腹胀，予小柴胡汤加茵陈一两，合五苓散治疗。

（二）无黄疸型肝炎，予小柴胡汤随证加减治疗。

（三）气滞血虚型肝炎，证见口苦，胸满，食少，呕吐，心烦，胁下痞硬，腹部喜按，予小柴胡汤合当归芍药散治疗。

（四）血瘀型肝炎，证见口苦，心烦，胸腹满痛拒按，予小柴胡汤和桂枝茯苓丸合方治疗；若两胁疼痛较剧，加香附、郁金，腹胀满甚加厚朴八钱左右。

（五）肝硬化有腹水者，去水利下后，多用小柴胡汤调整善后。

陈慎吾说，肝病是以肝气郁结，毒邪、疫邪入侵肝脏，当以解毒、疏肝解郁为主。柴胡能消炎解凝祛瘀，黄芩主治诸热黄疸，清热利湿，故共为君药。茵陈（蒿）专清热化湿，利胆退黄，为治疗黄疸之要药。

桂枝汤、小柴胡汤是陈慎吾最善用、巧用之方剂。

焦某，女，2岁。病起初往来寒热，口渴，厌食。延医治疗以小柴胡加石膏汤主之。两日后往来寒热变为午后潮热，而症状同前未解，遂请陈慎吾诊治。投以承气汤，嘱服一剂后下利，止后再服。下燥屎后，诸症霍然。他说，发烧初期，大便未行，而寒热经日不解，热灼津液，津亏热盛，内热结实，终成燥屎。《内经》云：“潮热者，实也。”阳明病，潮热属实。潮热、便硬二者俱见，方可予大承气汤；虽有潮热，若大便不硬者，不可予之。因此，患者得承气汤泄热涤邪，开结通便，热去结散，便通津液复保而病愈。

一位老人，患牙疾，每痛必拔，所剩无几，深觉痛苦。后有牙痛，不愿再拔，乃求诊于陈慎吾。患者两尺脉微，乃肾阳衰于下，虚火炎于上，予桂附地黄丸，服药后痛止。他说，脉象见两尺脉微为主证，桂附地黄丸主之。

一妇人，约50岁。由陈大启接诊。主诉：胸胁苦满，默默不饮食，口苦，咽干，少腹急结，无悸动，小便黄，大便干，停经已数月之久。舌苔薄黄，脉弦数有力。陈大启诊毕沉吟，《伤寒论》云："伤寒中风，有柴胡证，但见一证便是，不必悉具。"患者已具小柴胡汤证，即投以该汤。患者服后病状如故。他思量：以往用小柴胡汤的经验，进药后虽不能霍然而愈，症状应有减轻，不应无果，此次尚属罕见。

他便求教于父亲。陈慎吾问道："此妇停经数月后而少腹急结，为何？"大启答曰："已做妊娠试验，并非怀孕。"陈慎吾再问道："少腹急结拒按否？"答道："拒按疼痛。"陈慎吾说："少腹急结兼少腹拒按疼痛，实也。"当即诊断为新瘀血证，改用桃核承气汤，数剂而愈。

陈慎吾解释说：新瘀血证似少阳证，久瘀血证似阳明证，新瘀血证是血热互结，瘀而不通，病在下焦，但其郁热可影响到中、上二焦，故出现似少阳证。

某病儿，男，9个月，系早产，禀赋素弱，食欲不喜。诊前只能饮乳，稍加食物便消化不良而腹泻。近期又感风寒，腹泻愈甚，缠绵半月之久，曾服用中西药，皆未奏效，病情逐日恶化，出现低热，肢厥，不食，神态疲软，舌苔薄白，脉微弱。陈慎吾诊为脾肾两虚，以理中汤加炮附子、芍药，温肾补脾，回阳救逆，浓煎频服。药后立奏功效，诸症皆减，后以理中培本，七日而愈。

陈慎吾认为，小儿为稚阳之体，易虚易实，寒证热证瞬息万变，临床多见热实之证，最易伤阴，在用药之时，又切忌滋腻之品，以免徒伤胃气，故往往在方中加芍药一味，以调和阴液。但若遇虚寒证，干姜、附子亦不在禁内。

陈慎吾临诊实践其“洞察阴阳，明辨真假”的为医哲理，悉遵仲师《伤寒论》所定法则，善用仲景之方而又随证求变，每获良效。然而，他常常告诫后学："治病要有定见，不能有成见；不凭病名，但凭证候。"又说："治温热之病要有胆识，治慢性之病要有为有守。"胆与识、为与守都须基于《伤寒论》的立法，顾虑周详，反复立论，非证据确凿者不可行。

对急证和慢证，陈慎吾治法不同。陈大启说：常见父亲治疗慢性病过程，一法一方加减到底；又治疗伤寒一日更方数次，曰"走马看伤寒"。慢性疾病多为痼疾，久病不愈，易辨证因，治法明确，随证一方加减，病即自愈。伤寒乃急症，极易传变，稍有不当，便成误治，须思虑周详，唯随证施治，用原方一成不变不甚相宜。"走马看伤寒"，即是陈慎吾用的"测病法"。他举例说：酒客、喘家服桂枝汤皆能致吐，前人认为误治，实为谬论。服桂枝汤吐脓血，是补助疗能之佳果，久蓄在内之脓血，非吐不愈。

陈慎吾常说："用药如用兵，贵在知其性而善用。有药无方只能治证，而不能治病；有方而无药，又不善随证化裁，绝不能临证应变。两者如影随形，不可失一。所以医者治病须善辨证，亦须练于药。"

陈慎吾一生胸怀坦荡，为人直率热情，谦虚律己。在学术上从不隐瞒并坚守自己的观点，不怕旁人非议，走自己的学术之路；办学上高瞻远瞩，二度建校亦二度赠校，以中医事业发展为重，心系国家人才培养；教学上以仁者德慧育人，以励志有为教人，爱才、识才，爱护学生，泽被后人。陈慎吾虽过早离世，但每当小祭和大祭之年，他的学生常常相约座谈追思，回忆先生的教诲。

陈大启说：先父尊重科学，崇尚实践，虽身为中医，又兼容现代科学。舍妹、妹夫均毕业于北京医学院。先父本人也曾入中医学习西医进修学校学习，可窥见其中西汇通思想之一斑。

陈慎吾的学术思想及临床经验正在由其子陈大启、孙陈生夫妇及柴松岩、王凤岐等学生传承。北京市第二医院申报北京市中医管理局“薪火传承3＋3工程”已获批准，并设立“陈慎吾研究室”，继承和发扬其未竟事业。

（撰稿人　吴石忠）

《中华中医昆仑》丛书 150 位医家名录

（按生年排序）

张锡纯	丁甘仁	萧龙友	王朴诚	恽铁樵
曹炳章	冉雪峰	谢　观	施今墨	汪逢春
孔伯华	黄竹斋	吴佩衡	蒲辅周	陈邦贤
李翰卿	李斯炽	姚国美	陆渊雷	张泽生
时逸人	张梦侬	叶橘泉	王聘贤	陈慎吾
邹云翔	赵炳南	承淡安	余无言	刘惠民
岳美中	沈仲圭	秦伯未	赵锡武	韦文贵
程门雪	黄文东	赵心波	董廷瑶	吴考槃
章次公	石筱山	陆南山	张赞臣	李聪甫
刘绍武	陈存仁	朱仁康	陆瘦燕	姜春华
韩百灵	高仲山	李克绍	王鹏飞	刘春圃
金寿山	哈荔田	何世英	周凤梧	干祖望
关幼波	王为兰	任应秋	罗元恺	祝谌予
杨医亚	郭士魁	何时希	耿鉴庭	俞慎初

裘沛然	顾伯华	江育仁	邓铁涛	门纯德
刘渡舟	尚天裕	朱良春	李玉奇	程士德
尚志钧	赵绍琴	董建华	米伯让	李辅仁
张珍玉	班秀文	颜正华	于已百	颜德馨
路志正	方药中	王乐匋	黄星垣	谢海洲
余桂清	何　任	王子瑜	程莘农	陈彤云
焦树德	张作舟	张　琪	李寿山	张镜人
王绵之	方和谦	印会河	王玉川	蔡小荪
李振华	马继兴	王嘉麟	宋祚民	刘弼臣
王雪苔	刘志明	吴咸中	李今庸	任继学
裴学义	王宝恩	周霭祥	贺普仁	唐由之
赵冠英	许润三	金世元	陆广莘	刘柏龄
徐景藩	吉良晨	吴定寰	沈自尹	王孝涛
张灿玾	周仲瑛	强巴赤列	张代钊	李经纬
郭维淮	柴松岩	苏荣扎布	陈可冀	李济仁
夏桂成	郭子光	巴黑·玉素甫	张学文	陈介甫